DU

TRAITEMENT DE LA SYPHILIS

SUR LE

TRAITEMENT DE LA SYPHILIS

PAR LES EAUX BROMO-CHLORURÉES SODIQUES

ET SPÉCIALEMENT

PAR LES EAUX THERMALES DE LA MOTTE-LES-BAINS

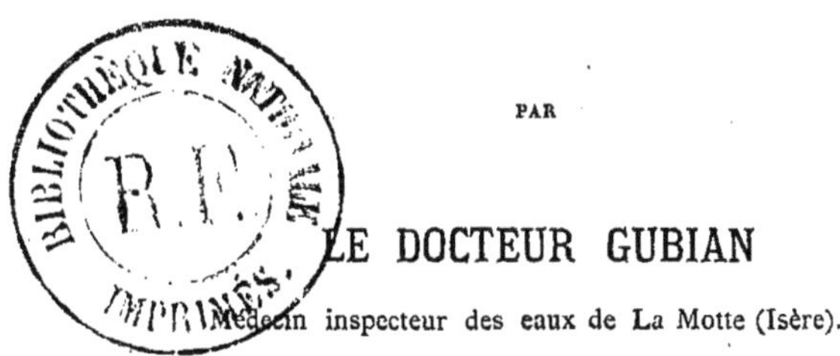

PAR

LE DOCTEUR GUBIAN

Médecin inspecteur des eaux de La Motte (Isère).

COMMUNICATION FAITE AU CONGRÈS MÉDICAL DE LYON

(septembre 1872)

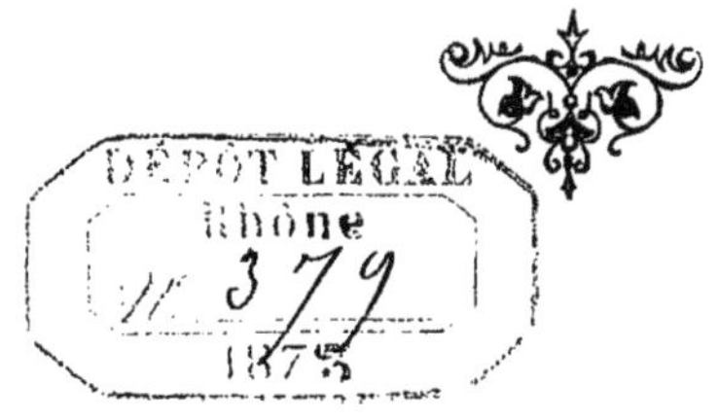

LYON

IMPRIMERIE D'AIMÉ VINGTRINIER

Rue de la Belle-Cordière, 14.

MDCCCLXXIII

SUR LE

TRAITEMENT DE LA SYPHILIS

PAR LES EAUX BROMO-CHLORURÉES SODIQUES, ET SPÉCIALEMENT PAR LES EAUX THERMALES DE LA MOTTE-LES-BAINS.

Quoique je doive limiter l'examen de la question proposée à l'action des eaux thermales, mon expérience personnelle, acquise dans une pratique de spécialiste de plusieurs années, comme médecin du Dispensaire syphilitique de Lyon, me permet d'émettre, bien que très-succinctement, mon opinion sur les différents points de thérapeutique spéciale soulevés par la commission.

Comme il est démontré par des faits d'observation clinique que la guérison s'obtient quelquefois sans mercure, je suis d'avis qu'il est utile de ne pas trop se hâter d'administrer le spécifique, surtout en présence de ces accidents du début, qui demeurent plusieurs jours obscurs et incertains. Le chancre, cette porte d'entrée de la vérole, peut ne s'indurer que tardivement ; faut-il donc, pour prévenir les accidents secondaires, administrer le mercure dès la première apparition d'une ulcération douteuse ? Ce serait, suivant moi, une exagération au même titre que celle qui consisterait, pour l'administrer, à attendre que plusieurs accidents secondaires se soient manifestés. La meilleure méthode me paraît devoir consister dans un terme moyen, c'est-à-dire dans l'administration des mercuriaux lorsque l'induration est bien constatée, à la première apparition de l'engorgement ganglionnaire voisin de l'accident initial. Ce serait un tort d'attendre le développement des accidents généraux de la syphilis pour administrer les préparations hydrargyriques.

Un seul traitement mercuriel peut amener une guérison radicale. C'est, cependant, le cas le moins fréquent.

Lorsque le traitement est rationnellement conduit, lorsqu'il est institué avec prudence, le malade a tout à gagner à des interruptions fréquentes, à des périodes d'arrêt qui permettent au praticien de juger de l'efficacité de la médication. Celle-ci ne doit pas être indéfiniment conduite jusqu'à la tolérance ; car alors les effets thérapeutiques sont nuls, et la santé générale du malade peut en souffrir.

Dans ces conditions, on peut admettre que le malade a subi plusieurs traitements successifs. C'est en quelque sorte attaquer chacune des poussées successives dont se compose l'évolution totale de la maladie. En se plaçant à ce point de vue, il est impossible de préciser la durée du traitement réputé curatif. Rien n'est plus variable ; et l'on comprend bien mieux l'obligation de reprendre le traitement mercuriel à la réapparition des accidents syphilitiques, même isolés, à plus forte raison s'ils sont réunis ou groupés.

Je me bornerai maintenant à traiter l'importante question de la cure des maladies syphilitiques chroniques par l'emploi des eaux minérales ; mais, élargissant le cadre proposé par la commission, je m'attacherai à démontrer les bons effets des eaux thermales salines chlorurées sodiques dans le traitement des deux formes de la syphilis, mais principalement de la forme tertiaire.

Je dois reconnaître, avec la commission et M. Durand-Fardel, que le traitement de la syphilis a, jusqu'à ces derniers temps, appartenu à peu près spécialement aux eaux sulfureuses.

Quelques rares applications des eaux chlorurées sodiques ont été faites en France contre la syphilis. A ce sujet, le champ d'observation à l'étranger est plus vaste et plus avancé.

M. C. James avait dit, en 1857 : « Il serait bien à désirer que les eaux minérales naturelles qui tiennent l'iode en dissolution fussent mieux connues et plus employées. » MM. Pétrequin et Socquet ajoutent qu'il en est de même du brome, et ils insistent justement sur le parti que le médecin peut en tirer pour les maladies scrofuleuses et syphilitiques.

Avant de parler des eaux de La Motte, de leur composition minérale, il me paraît utile de résumer l'état de la science hydrologique sur le point qui nous occupe.

Il résulte des travaux de MM. C. James, Lambron, Dassier, Fontan, Astrié, Marc Pégot, Durand-Fardel, comme des observations plus anciennes de Bordeu et d'Anglada, que les eaux minérales ne constituent point, à proprement parler, une médication spécifique de la syphilis ; elles tendent à réveiller, à rappeler et souvent à exaspérer les manifestations syphilitiques. Ces faits ont été observés surtout à Nauheim, à Pfeffers, à Wildbad, à Gastein ; et Helfft en conclut que, si certains phénomènes syphilitiques comme les condylomes, les papules, les squames, les ulcérations, les syphilides peuvent s'amoindrir, le virus lui-même n'était pas éteint, et que des accidents secondaires et tertiaires se reproduisaient.

L'action des eaux minérales est à peu près nulle contre les accidents initiaux ; ou tout au moins, si leurs effets curatifs vis-à-vis le chancre et les plaques muqueuses sont rapides, ils ne sont pas durables. Les eaux thermales, suivant les auteurs les plus accrédités, ne s'opposeraient pas, sans addition du mercure, à la manifestation des accidents secondaires et tertiaires, et encore moins à leur reproduction.

S'appuyant sur ses propres observations, qui lui avaient démontré l'utilité des eaux d'Uriage dans la syphilis dégénérée, Vulfranc Gerdy a cité, dans une discussion à la Société d'hydrologie, des faits revendiquant à leur profit la propriété des eaux thermales sulfureuses de raviver les syphilis larvées. MM. Pétrequin et Socquet remarquent, avec raison, que d'autres classes d'eaux minérales possèdent la même vertu, et ils rappellent les faits relatés par le docteur Buissard, dans sa clinique des eaux de La Motte, d'où il résulte que les bains et les douches de cette station thermale ont pu réveiller au dehors des manifestations morbides qui s'étaient déclarées plusieurs fois auparavant. Toutes les fois que la syphilis sera en jeu, à l'état latent (larvé, diathésique de M. Burdel) lorsqu'elle aura résisté aux agents spécifiques, que la constitution sera manifestement altérée, que l'organisme aura éprouvé une atteinte profonde de l'usage immodéré des mercuriaux, dans les cas qui s'observent fréquemment à La Motte, où la syphilis se combine à une diathèse scrofuleuse ou rhumatismale, l'application des eaux bromo-chlorurées sodiques thermales est tout aussi indiquée que celle des eaux sulfureuses. Mon honorable prédécesseur à l'inspectorat de La Motte, en effet, a cité des faits nombreux de l'ensemble desquels il conclut que les eaux de cette station agissent très-efficacement contre les affections syphilitiques invétérées ou dégénérées.

Dans des cas où la médication spécifique à haute dose avait été impuissante, les eaux favorisaient l'action du mercure à très-faible dose et guérissaient les malades. Les rapports à l'Académie de médecine attestent ces résultats. Dans une des observations relatées par l'ancien inspecteur de La Motte, il est question d'un vieux syphilitique chez lequel, sous l'influence du traitement thermal, les symptômes *des diverses périodes* de la vérole semblaient se réveiller, ce que le malade traduisait par une expression pittoresque : « *Vos eaux me font faire mon examen de conscience,* » disait-il à son médecin.

Mon savant confrère m'a cité des guérisons d'anciennes exostoses et périostites suppurées de nature syphilitique; plusieurs de ses mémoires cliniques sur La Motte parlent de symptômes tertiaires amendés rapidement et même guéris par des frictions avec l'onguent napolitain, employées simultanément avec les eaux thermales. Pour lui, dont l'expérience en hydrologie remonte à plus de trente ans, c'est un fait acquis à l'art de guérir que la puissante action des eaux bromo-chlorurées sodiques thermales de La Motte contre la syphilis. De la plupart de ses observations il résulte qu'il voit dans les eaux salines, comme M. Vidal dans les eaux sulfureuses, un adjuvant précieux qui permet de diminuer la quantité de médicaments à administrer pour la guérison de la syphilis, en rendant plus facile vis-à-vis des mercuriaux la tolérance de l'économie. Il insiste également sur la propriété de nos eaux thermales de caractériser les syphilis larvées, de déterminer l'apparition des manifestations spécifiques dans la syphilis latente, alors que les cas sont difficiles à reconnaître. Elles réussissent essentiellement à *dégager l'inconnu*, suivant l'heureuse-expression de Pâtissier, et elles méritent à aussi juste titre qu'aucune autre d'être considérées comme *la pierre de touche de la syphilis*.

Mais nous allons plus loin : nous croyons à la guérison de certaines formes tardives ou obscures de la syphilis tertiaire par les eaux bromo-chlorurées sodiques de La Motte, en l'absence de l'iodure de potassium. La composition minérale de ces eaux, jointe à leur action thermale puissante, rendra suffisamment compte de leurs effets.

Quelles sont les données théoriques sur lesquelles on s'est basé pour utiliser les eaux de cette catégorie contre la syphilis?

MM. Pétrequin et Socquet, avons-nous dit, s'appuyant sur ce fait acquis à la science et à la pratique médicale par Ricord, à savoir que l'iodure de potassium est le spécifique des accidents tertiaires (ulcères, syphilides ulcérées de la gorge, du pharynx, caries, exostoses, périostoses, douleurs ostéocopes, tubercules de la peau et du tissu cellulaire, etc.) reconnaissent aux eaux thermales iodurées la même puissance curative sans qu'il soit nécessaire de leur adjoindre le mercure. Ces auteurs citent parmi les eaux iodurées et sulfureuses à la fois Marlioz, Challes, Bondonneau, Kronkepheil ; ils sont plus réservés pour Soultzbad, prôné par le docteur Eissin, Saxon, Heilbrunn (Bavière), Dvonicz (Gallicie), Wildbad (Wurtemberg). « Pourquoi, ajoutent-ils, le brome ne produirait-il pas des effets identiques à l'iode? » Raisonnant par induction, nous avions pensé nous-même que les eaux bromo-iodo-chlorurées sodiques de La Motte étaient capables de guérir seules les accidents tertiaires de la syphilis.

Nous n'ignorons pas que notre maître Ricord repousse toute conclusion définitive à cet égard ; pour lui, les réapparitions des symptômes secondaires et tertiaires sont fréquentes après la médication thermale ; il a vu se produire des exostoses à l'improviste, après plusieurs années consacrées à des traitements par les eaux minérales.

Nous ferons remarquer que plusieurs des observations que nous présentons n'ont été recueillies que dix et quinze ans après le traitement (observations du docteur Buissard), et les nôtres après cinq ans. Aucune manifestation n'avait encore eu lieu.

Les professeurs Sigmund et Michaelis (de Vienne) affirment aussi l'insuffisance des eaux pour arrêter les progrès de la syphilis ; mais cette affirmation est exagérée, puisque la vérole guérit quelquefois par la simple expectation, lorsqu'elle est bénigne et dans des conditions idiosyncrasiques encore indéterminées. MM. Otterbourg et Durand-Fardel ont observé la réapparition d'une syphilis tertiaire deux fois chez une même personne sous l'influence des eaux de Plombières et des eaux de Vichy, prescrites pour une affection du foie.

M. Engelmann, de Kreusnach, recommande les eaux salines lorsque la syphilis est combinée à la scrofule, surtout chez les enfants. Comme nous à La Motte, Fleckles a remarqué à Carlsbad que le virus syphilitique non complètement éteint se réveillait chez des goutteux.

Le docteur Eissen, que nous avons déjà cité, a publié, en 1857, une *Notice sur les eaux bromurées et iodurées de Soultzbad*, qu'il recommande contre la diathèse syphilitique. Le docteur Peez a vanté les eaux de Wiesbaden comme utiles dans les cas de syphilides ; et aujourd'hui elles sont conseillées et administrées contre la syphilis constitutionnelle. Ces auteurs sont, ainsi, plus affirmatifs que Vulfranc Gerdy, MM. Durand-Fardel, Helfft, qui conviennent que les manifestations diathésiques sont fréquemment mises en jeu par les eaux thermales, dans la syphilis, que M. Rotureau, qui vante les eaux de Nauheim comme adjuvant très-utile dans les manifestations secondaires et tertiaires.

M. Witzler a signalé les bons résultats qu'il a obtenus dans la syphilis par l'administration des eaux d'Aix-la-Chapelle, qui sont à la fois chlorurées, sodiques et sulfureuses. A Nauheim, à Wiesbaden, les syphilis constitutionnelles sont traitées et guéries après avoir été soumises longtemps et infructueusement à l'usage des mercuriaux. Dans toutes les eaux minérales du duché de Nassau, on administre simultanément l'iode et les autres agents antisyphilitiques, excepté les mercuriaux.

M. C. James, de son côté, accorde une grande confiance aux eaux salines sulfatées de Louëche, pour *faire reconnaître* les anciennes affections syphilitiques, et il leur donne la préférence sur les eaux sulfureuses. Ajoutons, pour terminer, que l'eau de mer a aussi été conseillée contre la syphilis, et que des observations tendent à établir que l'eau de mer ravive le virus syphilitique, qui révèle alors sa présence par des syphilides ou des ulcérations à la gorge. (Afre, Verhaegen, *Dissertatio medica de balneis marinis.*)

Nous avons eu, personnellement, une quinzaine de cas de syphilis constitutionnelle à traiter depuis que nous sommes à La Motte. Nous ne parlons pas des ulcérations chancreuses coïncidant avec d'autres affections pour lesquelles les malades s'étaient rendus à la station thermale. Les chancres mous ou indurés marchaient très-rapidement à la cicatrisation. Les malades associaient la liqueur de van Swieten ou les pilules de Dupuytren à la médication hydro-minérale.

Je n'ai pas à parler de ces cas, puisque je reconnais avec tous mes confrères qui ont traité expérimentalement cette question que les accidents primitifs sont toujours justiciables des préparations hydrargyriques, à très-petite dose, il est vrai, lorsqu'on y associe la médication thermale. Les observations que j'ai relevées se rapportent à des guérisons d'accidents tertiaires chez des individus qui faisaient remonter l'origine de leur syphilis à une période déjà très-éloignée, variant de six à vingt ans. Chez tous, la syphilis était masquée par une diathèse rhumatismale ou goutteuse, chez un moins grand nombre par la diathèse herpétique.

Pour ne pas donner trop d'extension à ce travail, je n'en citerai que sept observations, sur lesquelles cinq appartiennent au docteur Buissard.

Dans l'une des miennes (obs. VI), on verra que les eaux ont produit une amélioration suivie d'une guérison radicale chez un malade qui avait été inutilement soumis pendant près de deux ans à des doses relativement énormes d'iodure de potassium. Dans une autre observation (obs. VII), il s'agit d'un malade qui souffrait depuis près de dix ans d'une sciatique compliquée de névralgie céphalique contre laquelle l'iodure de patassium avait été infructueusement administré, sur la déclaration du malade lui-même, qui avait subi anciennement un traitement spécifique pour un chancre manifestement induré. Chez ce second malade, la guérison, poursuivie inutilement pendant plusieurs années, fut enfin obtenue par les eaux de La Motte.

Les eaux bromo-chlorurées sodiques agissent de deux façons : physiologiquement et curativement.

L'action physiologique tient à une stimulation de tout l'organisme, qui entraîne à la périphérie les manifestations morbides. Les surfaces cutanée, pulmonaire, l'émonctoire uropoïétique sont les moyens d'élimination, les voies de décharge de l'économie ; c'est à l'hypercrinie qu'aboutit le mouvement de rénovation moléculaire imprimé par la médication thermale.

L'action curative est une action de reconstitution ; elle restitue à l'organisme affaibli par la maladie ses forces et son équilibre normal. Son but thérapeutique est de rendre, en certains cas, à la médication spécifique la puissance qu'elle avait perdue, et c'est dans ce sens que nous avons observé combien de faibles doses de proto-iodure hydrargyrique dans les accidents secondaires produisaient des résultats rapides et imprévus quand on les associait au traitement thermal, cette médication ayant été primitivement employée à haute dose, sans aucun effet. Dans notre opinion, relativement à la cure radicale des accidents tertiaires invétérés ou larvés, la thermalité des eaux minérales nous semble avoir autant de part aux bons résultats qui ont été observés que leur constitution chimique.

Les eaux salines bromo-chlorurées sodiques sont manifestement reconstituantes. Elles conviennent surtout dans les cachexies syphilitiques et mercurielles, et aucune autre médication ne peut alors leur être supérieure. Elles sollicitent les fonctions de la peau, au moins aussi activement que les eaux sulfureuses ; les effets perturbateurs dus à leur minéralisation, leur action altérante, et fondante résultant de la présence du brome et de l'iode, sont souvent supérieurs à ceux des eaux sulfureuses.

Enfin, si nous faisons intervenir au premier rang, dans cette question, la thermalité, en reconnaissant avec M. Durand-Fardel que, de toutes les eaux sulfureuses, ce sont les plus chaudes qui sont le plus utiles contre la syphilis, nous n'aurons pas de peine à démontrer que les eaux chlorurées sodiques les plus thermalisées seront aussi les plus efficaces.

En résumé : 1° les eaux thermales chlorurées sodiques sont un puissant adjuvant de la médication spécifique dans des conditions déterminées, et surtout dans l'état cachectique. Elles conviennent dans les cas de syphilis masquée par une diathèse rhumatismale, goutteuse, scrofuleuse, herpétique, en *dégageant l'inconnu*, en faisant cesser la résistance de la constitution morbide, en *rendant l'économie à l'état normal* (suivant l'expression d'Atrié (1852) comme puissant agent de stimulation des fonctions digestives et de la reconstitution organique. C'est par ce mode d'influence que se dissipent les complications de diathèses étrangères au virus, et que très-souvent le virus syphilitique méconnu ou larvé apparaît et peut être alors combattu avec succès.

2° Après le traitement spécifique, l'excitation minéro-thermale sera toujours une bonne mesure de vérification de la guérison complète et radicale. M. Ricord et M. P. Yvaren recommandent même cette expérimentation comme épreuve de la disposition morbide d'un organisme jadis entaché de vérole. D'ailleurs, les conditions d'altitude, d'aération, d'insolation viennent s'ajouter aux procédés hydrothérapiques comme moyens adjuvants capables de produire ce double effet de restauration de l'organisme affaibli, et de vérification morbide obtenu en vertu des actes hypercriniques qui se produisent au tégument externe consécutivement à l'excitation générale et locale. (Durand-Fardel.)

3° Les eaux thermales bromo-chlorurées sodiques de La Motte doivent être considérées même comme curatives des accidents tertiaires invétérés, dans les cas de syphilis qui ont résisté à la médication mercurielle ou qui sont compliqués de la cachexie hydrargyrique.

Les effets produits d'après les explications physiologiques, développées dans le cours de ce travail, seront incomparablement plus favorables au rétablissement de la santé générale et à la cure radicale des phénomènes morbides se rattachant à l'affection constitutionnelle ; ils seront surtout beaucoup plus rapides qu'ils ne le seraient par toute autre médication altérante, perturbatrice et reconstituante.

Nous repoussons comme trop absolue l'appréciation de

M. Durand-Fardel émise dans son récent rapport présenté à la Société d'hydrologie de Paris, intitulé : *Les Eaux minérales de la France mises en regard des Eaux minérales de l'Allemagne*, à savoir : que les eaux minérales n'ont à revendiquer aucune action curative directe et spéciale au sujet de la syphilis elle-même. Nous revendiquons, bien au contraire, et surtout au profit des eaux de La Motte, l'action qu'il attribue à Bourbonne, à Balaruc, à la Bourboule, à Salins, ainsi qu'à Baréges, à Luchon, à Ax, à Amélie, à Bagnols, de combattre la cachexie syphilitique. « Cette cachexie, dit-il, a pu être « comparée à la cachexie scrofuleuse, et d'autant plus jus- « tement que les sujets lymphatiques et les scrofuleux sont le « plus exposés à en subir les atteintes dans les syphilis pro- « longées et qui exigent des traitements interminables ; aussi « les eaux minérales qui conviennent alors sont-elles les mê- « mes que réclame la scrofule, c'est-à-dire les chlorurées for- « tes et les sulfurées sodiques thermales. »

Suivent sept observations de syphilis tertiaires graves traitées avec succès par les eaux minérales de La Motte.

www.ingramcontent.com/pod-product-compliance
Ingram Content Group UK Ltd.
Pitfield, Milton Keynes, MK11 3LW, UK
UKHW020503220726
13923UKWH00006B/2736